W0298743

Vorwort

Liebe Leserinnen, liebe Leser,

die vorliegende Broschüre soll Ihnen helfen, das schwierige Feld der palliativen Versorgung von Menschen mit Demenz zu planen, zu koordinieren, durchzuführen und das Ergebnis zu evaluieren. Eine Broschüre hat dabei den Vorteil, dass sie kurz und knapp die **wesentlichsten Informationen** praxisnah und anwendungsorientiert auf den Punkt bringen kann. Dabei möchte ich Sie immer wieder mit der **Perspektive des Sterbenden mit Demenz** konfrontieren. Seine Sichtweise der Situation soll für uns Wegweiser sein, ihm und seinen Angehörigen die bestmögliche Versorgung anzubieten.

Gerade in den letzten Jahren konnten Sie vermehrt auf Studien zurückgreifen, in denen Menschen mit Demenz **selbst zu Wort kommen**. Aus diesen Arbeiten erhalten Sie eine differenzierte Betrachtung der Erlebenswelt eines Menschen mit Demenz.
Die hier aufgeführten Vorschläge sind keine Ergebnisse rein theoretischer Überlegungen, sondern **Erfahrungswissen** aus vielen verschiedenen **Projekten** in unterschiedlichen Einrichtungen zur Begleitung Sterbender, nämlich der ambulanten und stationären Hospizarbeit, der ambulanten Krankenpflege und insbesondere der stationären Altenpflege (auch mit gerontopsychiatrischem Schwerpunkt). Seit fast 10 Jahren befasse ich mich mit der palliativen Versorgung von Menschen mit fortgeschrittener Demenz. Ihrer **Erlebensweise der Sterbesituation** galt dabei mein besonderes Interesse.

Vor dem Hintergrund meiner eigenen Hospizerfahrungen und meiner Tätigkeit als Projektbegleiter in unterschiedlichen Arbeitsfeldern der Pflege kann ich behaupten, dass trotz knapper Ressourcen in der ambulanten und stationären Alten- und Krankenpflege eine **gute Palliativversorgung** möglich ist. Sie werden feststellen, dass Palliativkultur nicht zwangsläufig mit einem Mehr an Arbeit verbunden ist – eher im Gegenteil. Was zunimmt, ist der **Kommunikations- und Abstimmungsbedarf**, aber auch klare Prozesse für die Entscheidungsfindung. Ebenfalls nehmen die gestalterischen Elemente (z. B. Vorabsprachen mit den Angehörigen, Erläuterung der Patientenverfügung, evtl. Einbezug der Hospizbewegung etc.) zu, denn durch **gute und frühzeitige Absprachen** werden Sie erkennen, dass eine gelungene Sterbebegleitung **kein Zufallsprodukt**, sondern aktiv gestaltbar ist.

Diese Broschüre wird Sie mit auf den Weg nehmen, die Herausforderung der palliativen Versorgung von Menschen mit Demenz auf 5 unterschiedlichen Ebenen anzugehen:

- in der Vis-à-vis-Situation mit dem betroffenen Menschen mit Demenz (z. B. in der Schmerzerfassung),
- in Gesprächen mit seinen Angehörigen (z. B. im Vorgespräch über das Sterben),
- in der Teamarbeit (z. B. in der palliativen Fallarbeit),
- in der interdisziplinären Arbeit mit anderen Funktionsbereichen (z. B. in der Zusammenarbeit mit dem Hausarzt),
- in der Vernetzung mit weiteren Einrichtungen und externen Angeboten (z. B. mit der Hospizbewegung).

An Sie wird die Erwartungshaltung herangetragen, dass Sie im Rahmen einer geplanten und konzertierten Aktion mit Ihren Mitarbeitern, Ihrem Team, Ihren Vorgesetzten und natürlich mit den Betroffenen selbst diese Aspekte organisieren und planen und dabei nicht als Einzelperson handeln.

Ich hoffe, dass Ihnen diese Broschüre bei dem schwierigen Unterfangen der Integration von Hospizkultur helfen kann, und verbleibe mit kollegialen Grüßen

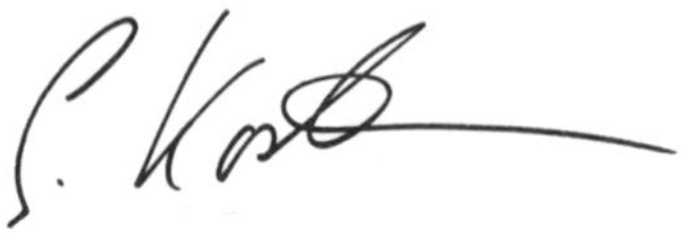

Ihr Stephan Kostrzewa

Inhalt

1. Ist Sterben überhaupt ein Thema für Menschen mit Demenz?

Stehen Ihre Pflegekunden mit Demenz am Anfang des Demenzprozesses, so bemerken nur die engsten Angehörigen, gute Freunde und selbstverständlich die Betroffenen selbst etwas vom Krankheitsgeschehen. Dabei ist für den Betroffenen das Thema „Abschied" allgegenwärtig, denn die Diagnose wird häufig gleichgesetzt mit dem Verlust des Selbst, mit dem Ringen um Integrität, mit einer Veränderung der Persönlichkeit, mit der Zunahme an Defiziten und Verlusten.
Nicht nur für die Angehörigen, sondern auch für Ihre Pflegekunden mit Demenz beginnt eine **Phase des Trauerns**. Das gewohnte Leben ist in Frage und das Selbstverständliche zur Disposition gestellt. Nichts ist wie früher. Das gewohnte Leben gibt es nicht mehr, und Sie können immer wieder erleben, dass die Betroffenen sich die existentielle Frage stellen: Was wird sein?
Auch Themen wie Leiden, Sterben und Siechtum werden in dieser Anfangssituation angesprochen. Mit Zunahme der Demenz wird das Erleben dahingehend immer gegenwärtiger. Das Sterben wird inhaltlich betrachtet immer nebensächlicher (siehe dazu Kapitel: Wie erlebt ein Mensch mit Demenz sein Sterben?, Seite 12).

Leiden Menschen mit Demenz an der Krankheit oder an ihrem Umfeld?

Im Gegensatz zu vielen Darstellungen in den Medien, die oftmals Demenz als personifiziertes Grauen darstellen, können Sie bei vielen Betroffenen beobachten, dass sie im **fortgeschrittenen Krankheitsverlauf** Zufriedenheit, **Lebensqualität** und Wohlbefinden **erreichen** können.
Mögen Ihre zu Pflegenden mit Demenz zu Beginn des Krankheitsgeschehens an der Diagnose und den ersten Defiziten leiden, bemerken Sie bei Fortschreiten der Krankheit, dass das **eigentliche Leiden durch Unverständnis** und Unvermögen **des** sozialen **Umfeldes** ausgelöst wird. Reagieren Sie hingegen verständnisvoll und erwachsenengerecht (Menschen mit Demenz sind keine kleinen Kinder!), kann sich eine Atmosphäre entfalten, in der ein Mensch mit Demenz seinen Platz finden kann.

Wenn die verbale Sprache in den Hintergrund tritt, sind nonverbale Formen der Kommunikation nötig

Die eigentliche Herausforderung für den Betroffenen und ihn begleitende Personen beginnt dann, wenn sich Ihr zu Pflegender mit Demenz nicht mehr verständlich ver-

bal mitteilen kann. Die Sprache (Sprachvermögen und Sprachverständnis) zerfällt dabei nicht plötzlich, sondern langsam, aber stetig.
Der Betroffene kann Bedürfnisse, Wünsche und Ängste immer seltener differenziert mitteilen. Unzureichende Grammatik macht Satzgebilde zu einer sinnlosen Aneinanderreihung einzelner Wörter. Wortfindungsstörungen reduzieren den aktiven Wortschatz. Der Mensch mit Demenz verlegt sich zunehmend auf die **nonverbale** und paraverbale **Kommunikation**. Zunehmend wird nicht mehr wichtig, was Sie der Person mit Demenz mitteilen, sondern wie Sie Ihre Botschaft ausdrücken, z. B. durch Mimik, Gestik und Intonation (Sprachmelodie).

Setzt nun der Sterbeprozess ein, können Betroffene ihr Empfinden nicht mehr mitteilen. Sie sind darauf angewiesen, dass Sie als Begleiter die Mimik, die Atmung, den Muskeltonus, die Körperhaltung und die verbliebenen Lautäußerungen richtig interpretieren können. So entsteht mitunter eine wechselseitige intuitive Verständigungsebene.

Warum Schmerzen häufig übersehen werden

Da das Hauptaugenmerk auf die Demenz gerichtet ist, kann es passieren, dass wir als ständige Begleiter im Pflege- und Betreuungsprozess die Symptome, die durch andere Krankheitsbilder ausgelöst werden, übersehen. Insbesondere Krankheiten, die mit Schmerzen einhergehen, werden häufig nicht wahrgenommen. **Schmerz ist** die **große Herausforderung** bei multimorbiden Menschen mit Demenz. Er bedroht, macht Angst und bremst das komplette Leben aus – das ist bei uns Orientierten nicht anders. Wenn er aber nun durch Ihre zu Pflegenden mit Demenz nicht verbal ausgedrückt werden kann, wird der Schmerz schnell übersehen. Fehlinterpretationen wie *„durch Demenz bedingtes herausforderndes Verhalten"* sind häufig die Folge (siehe dazu Kapitel 7.1, Seite 20).

Auch **andere Symptome** (z.B. Übelkeit, Verstopfung, Juckreiz) können leicht übersehen werden, wenn die verbale Sprache nicht mehr eingesetzt werden kann. Auch hier bleiben oftmals nur die **Intuition** und das immer wieder **kreative Ausprobieren**, um eine vermeintliche Ursache zu finden, die das gezeigte herausfordernde Verhalten auslöst.

Dieser Herausforderung können Sie sich **nur als Team** stellen. Hierbei kommen der stetigen Fallarbeit, dem Gespräch mit den Angehörigen und dem multiprofessionellen Austausch wichtige Funktionen zu. Nur auf diese Weise können Sie sich dem Bedarf des sterbenden Menschen mit Demenz annähern.

2. Demenz - ein Krankheitsbild mit vielen Ursachen

Bevor Sie nun im Weiteren erfahren, wie die Sterbebegleitung und palliative Versorgung bei Menschen mit Demenz in der Praxis umgesetzt werden, erhalten Sie zunächst eine kurze systematische Darstellung der Demenzen. Dabei sollte Ihnen bewusst sein, dass es die Demenz als solche nicht gibt. Es handelt sich bei dem Begriff eher um ein Syndrom. Viele **verschiedene Krankheitszeichen** stellen sich für uns Betrachter als „Demenz“ (lat.: weg vom Geist) dar. Auch harmlose Krankheitsbilder wie Exsikkose, Schilddrüsenunterfunktion oder ein nicht erkannter Diabetes können uns nach außen wie eine Demenz erscheinen. Schwere Erkrankungen wie eine Depression, eine Herzinsuffizienz oder ein gutartiger Hirntumor können ebenfalls von außen betrachtet wie eine Demenz wirken.

Diese Formen der Demenzen können Sie unterscheiden

So genannte primäre Demenzen sind Demenzen vom Alzheimer-Typ, die Multi-Infarkt-Demenz, die Lewy-Körperchen-Demenz oder Mischformen aus diesen. Etwa 90 % aller Demenzen sind primäre Demenzformen.

Wichtig: Was bei dieser schulmedizinischen Sichtweise vergessen wird, ist, dass kein Mensch mit Alzheimer-Demenz dem anderen gleicht. Menschen mit Demenz sind individuell und somit unterscheidet sich auch deren Krankheitsverlauf.

Welche Demenzen von der **Schulmedizin** unterschieden werden, sehen Sie in der Übersicht auf der nächsten Seite.

Übersicht: Demenzformen

Primäre Demenzen: ca. 90 %

Demenz vom Alzheimer-Typ (DAT)
Multi-Infarkt-Demenz (MID)
Lewy-Körperchen-Demenz (LKD)
Mischformen

Sekundäre Demenzen: ca. 10 %

HIV, (gutartiger) Hirntumor, Vitamin-B12-Mangel, Normaldruck Hydrozephalus, Hypothyreose, Verschluss der Karotis, Herzinsuffizienz, Nieren- oder Lebererkrankungen, Exsikkose, primärer Parkinson, Chorea Huntington, Creutzfeldt-Jakob-Syndrom, Depression, Korsakow-Syndrom, Delir

Verlegenheitsdiagnosen

Hirnorganisches Psychosyndrom (HOPS)
Senile Demenz
Altersdemenz

Nur eine gute, aufwändige und nicht einmal besonders teure Diagnostik kann hier Klarheit schaffen, um welche Demenz es sich im jeweiligen Einzelfall handelt.

Tipp: In jeder großen Stadt gibt es für Demenzdiagnostik so genannte Gedächtnissprechstunden oder sogar eine Memory-Klinik. Fragen Sie bei Ihrer Krankenkasse, beim örtlichen Gesundheitsamt oder bei der Deutschen Alzheimer Gesellschaft nach.

3. So gestalten Menschen mit Demenz ihr Leben in eigener Regie

Die medikamentöse Therapie der Demenz vom Alzheimer-Typ zeigt zwar bescheidene Erfolge bei der Linderung der Symptome, eine Heilung gibt es jedoch nicht. Besprechen Sie den Einsatz entsprechender Präparate zuvor mit dem behandelnden Arzt. Die Medikamente haben mitunter erhebliche Nebenwirkungen.
Für die Pflege und Betreuung von Menschen mit Demenz sollte uns aber vorrangig interessieren, wie Menschen mit Demenz den Verlauf selbst erleben. In den letzten Jahren gab es hierzu einen **Paradigmenwechsel** in der Demenzforschung. **Menschen mit Demenz kommen zu Wort!** Interviews, teilnehmende Beobachtungen und Aufzeichnungen der Betroffenen (in Wort, Gestalt und Gemälde) geben uns ein Bild von der **Innenperspektive**. Hier können wir dann Anteil nehmen, wenn die Betroffenen sich intensiv mit ihrem Krankheitsgeschehen auseinandersetzen und über den zu erwartenden Verlauf, aber auch über das zu vermutende Lebensende sprechen. Dieses sich mit der Krankheit Auseinandersetzen ist dabei sehr individuell. Hier können Sie miterleben, dass neben den Ängsten zu Beginn des Krankheitsgeschehens der Erkrankte versucht, sich die Fehlleistungen zu erklären. Er sucht nach Gründen. Auch Menschen ohne Demenz stellen sich zu Beginn einer existenziellen Diagnose die Frage nach dem Warum. Genau das erleben wir aber auch bei Menschen mit Demenz.

Buchtipp: Richard Taylor: Alzheimer und Ich. Verlag Hans Huber 2008. Richard Taylor war Psychologieprofessor und ist selbst im Alter von 58 Jahren an Alzheimer erkrankt. Unter dieser Diagnose hat er dieses Buch geschrieben und er ist einer der prominentesten Alzheimer-Aktivisten der USA.

Die Bedürfnisse der Betroffenen stehen im Mittelpunkt Ihres Handelns

Eine Sichtweise, die dem **Menschenbild** in **Palliative Care** schon immer eigen war, kommt nun zunehmend auch in die Begleitungs- und Betreuungspraxis bei Menschen mit Demenz zum Tragen. Nicht mehr der Begleiter weiß, was gut für den Betroffenen ist, sondern die **Wünsche** und **Bedürfnisse** des **Menschen mit Demenz** treten zunehmend in den Fokus der Betrachtung. Nicht mehr der Patient wird betrachtet, sondern die Person wird in den Mittelpunkt gestellt. Menschen mit Demenz können ihren Willen deutlich machen – sie werden damit wieder zum **Regisseur ihres** eigenen **Lebens**, wenn wir Begleiter eben auf diese Willensäußerungen achten und ihnen nachkommen. Diese neue Sichtweise auf Menschen mit Demenz zeichnet sich durch eine Haltung aus, deren Inhalte Sie in der folgenden Übersicht sehen.

Übersicht: Die Gebote einer modernen Haltung gegenüber Menschen mit Demenz

- Stellen Sie die Persönlichkeit der Person mit Demenz in den Mittelpunkt.
- Betrachten Sie sie hierzu nicht ausschließlich aus der Perspektive der Pflegekraft, die einen Patienten zu versorgen hat.
- Orientieren Sie sich am Pflegeziel „Wohlbefinden".
- Sehen Sie die Ressourcen Ihres Pflegekunden und nicht seine Defizite.
- Erhalten Sie das Wohlbefinden und nicht einzelne Funktionen (z. B. sich allein waschen zu müssen).

Diese ausschließliche Personenorientierung schafft Zufriedenheit und Lebensqualität für Ihren Pflegekunden mit Demenz.

Mit diesem Selbst-Test können Sie Ihre personenzentrierte Haltung überprüfen:

Selbst-Test: Haben Sie eine personenzentrierte Haltung?

	Ja	Nein
Können Sie die Persönlichkeit des Menschen mit Demenz in den Mittelpunkt stellen?	❑	❑
Können Sie die Person mit Demenz auch anders betrachten, als aus der Perspektive der Pflegekraft, die einen Patienten zu versorgen hat?	❑	❑
Orientieren Sie sich am Pflegeziel „Wohlbefinden"?	❑	❑
Sehen Sie die Ressourcen Ihres Pflegekunden und nicht nur seine Defizite?	❑	❑
Können Sie das Wohlbefinden und nicht einzelne Funktionen (z. B. sich allein Waschen zu müssen) Ihres Pflegekunden erhalten?	❑	❑

Auswertung: Wenn Sie alle Fragen mit Ja beantworten können, haben Sie eine personenzentrierte Haltung und gute Voraussetzungen für die Begleitung von Menschen mit Demenz.

4. Wie erlebt ein Mensch mit Demenz sein Sterben?

Zu Beginn des Krankheitsgeschehens können die Betroffenen **klar und offen über** das **Sterben kommunizieren**. Ihre Ängste, Gedanken und Wünsche sind dahingehend keine anderen als bei Ihren orientierten Patienten mit unheilbarer Prognose (z. B. bei Krebs). Ihre tägliche Praxis zeigt Ihnen aber, dass Ängste und Unsicherheiten Ihrer Pflegekunden mit Demenz sich eher auf das Alltagsgeschehen beziehen, da dessen Selbstverständlichkeit nicht mehr gegeben ist. Erkrankte, die sich intensiv mit ihrer Diagnose beschäftigen, lesen Bücher zum Thema „Demenz", nehmen an Informationsveranstaltungen teil und schauen fern, um sich zu informieren.
Mit fortschreitender Demenz verliert der Betroffene aber nicht nur sein Kurzzeit-, sondern zunehmend auch sein Langzeitgedächtnis. Episoden und Ereignisse aus dem eigenen Leben können nicht mehr erinnert werden. Selbst Fotos von diesen Ereignissen erhellen nicht diese fehlenden Gedächtnissequenzen. Die Biografie Ihrer Pflegekunden mit Demenz löst sich zunehmend auf.

Menschen in fortgeschrittener Demenz leben im Augenblick

Sie können zunehmend erleben, dass der Betroffene seine Zukunft nicht mehr plant. Dabei scheinen ihn weder die fehlenden Inhalte aus dem Langzeitgedächtnis noch irgendwelche Termine in der Zukunft besonders zu belasten. Der gesamte Erlebenshorizont ist auf das Gegenwärtige ausgerichtet. Menschen in fortgeschrittener Demenz leben im ***Augenblick***! Dieser **umfasst wenige Minuten**, um dann im großen Vergessen zu versinken. Aber dann hat er wiederum einem neuen Augenblick Platz gemacht, der ebenso nach kurzer Zeit vergessen wird. Das ganze Leben entwickelt sich zu einer **Abfolge von** einzelnen / zusammenhangslosen **Augenblicken**.

Auch das Sterben findet in Augenblicken statt

Das Sterben an sich findet bei Menschen mit fortgeschrittener Demenz in dieser Abfolge von Augenblicken statt. Mit großer Sicherheit kann gesagt werden, dass die Betroffenen **keine geistigen Prozesse** dergestalt **unternehmen**, dass sie ihr **Leben bilanzieren** bzw. sich Gedanken machen über theologische Fragestellungen bezüglich des Lebens nach dem Tod und der eigenen Vergänglichkeit. Dennoch geben **Spiritualität** oder Religiosität der Person mit Demenz Halt und Sicherheit. Religiöse Rituale schaffen **Vertrauen durch Bekanntes**. Auch im *Augenblick* kann der Pfarrer dahingehend ein Vertrauen stiftender Bote sein. In seiner Liturgie, in seinem Ritus produziert er ein **bekanntes Muster**, das der Betroffene auf der Gefühlsebene wahrnimmt – ohne womöglich um die übergeordnete Bedeutung zu wissen.

Fühlen im Augenblick und darüber hinaus

Neben den kognitiven Anteilen des Sterbens dürfen Sie nicht außer Acht lassen, dass Menschen mit Demenz die faszinierende Gabe besitzen, Atmosphäre bzw. Stimmungen emotional zu erfassen. Das gilt auch für die Stimmungslage der Pflege- und Betreuungspersonen. Dieses geht sogar so weit, dass der sterbende Mensch mit Demenz **durch diese Stimmung angesteckt** wird. Ob das Sterben eine eigene Gefühlsqualität hat, lässt sich nur vermuten. Ganz sicher kann gesagt werden, dass der Sterbende die Gefühlslage des Begleiters (z. B. die verzweifelte Tochter, die überforderte Pflegekraft) erfasst – und diese Gemütslage wird ihn, den Sterbenden, beeinflussen. Das Gefühl entsteht zwar im Augenblick, wirkt aber darüber hinaus noch Stunden nach, ohne dass Ihr Pflegekunde mit Demenz weiß, was dieses Gefühl ursächlich ausgelöst hat. Aus diesem Grund sollten Sie sich Ihrer Gefühlslage bewusst sein, wenn Sie in die Begleitung gehen.

Zusammenfassend kann gesagt werden, dass sich Menschen mit Demenz bei fortgeschrittener Krankheit nicht um das Sterben sorgen – sie befassen sich mit dem Augenblick. Beim Sterben nimmt Ihr Pflegekunde mit Demenz folgende Einflüsse wahr: seine augenblicklichen körperlichen Symptome und die augenblicklichen Gefühle seiner Begleiter.

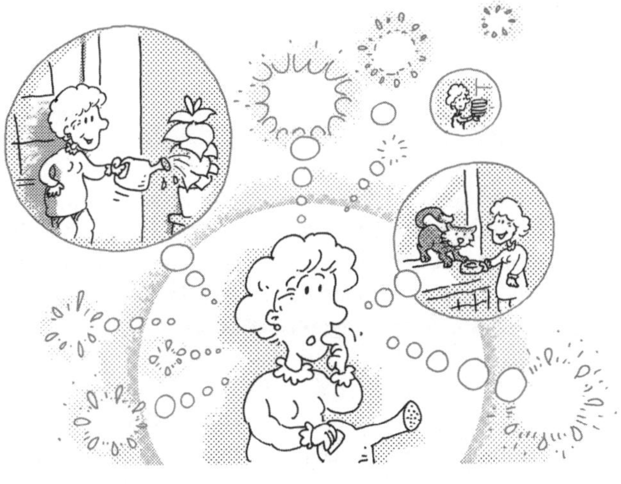

5. Vorbereitung einer Sterbebegleitung über Palliativanamnese

Aus aktuellen Studien (A. Kruse 1994, Pleschberger 2005) wissen wir um die wesentlichen Bedürfnisse sterbender (alter) Menschen, wenn sie ihre Prognose erfahren. Folgende Grundbedürfnisse werden immer wieder genannt:

Übersicht: Bedürfnisse sterbender (alter) Menschen
Somatische Bedürfnisse
• Keine Schmerzen oder andere belastende Symptome erleiden • Erholsam schlafen können • So lange wie möglich beweglich und mobil sein
Psychosoziale Bedürfnisse
• Aufgaben und Interessen haben (am Alltagsgeschehen teilhaben) • Selbstständig entscheiden dürfen • Ein Teil der Gemeinschaft bleiben – dazugehören • Angenehme Wohnverhältnisse – Intimität muss möglich sein • Nicht von irgendjemandem begleitet werden • Nicht unbedingt rund um die Uhr begleitet werden – auch allein sein dürfen
Spirituelle Bedürfnisse
• Letzte Dinge regeln • Die Sinnfrage stellen • Das Leben bilanzieren

Über diese eher allgemeinen Bedürfnisse hinaus haben sterbende (alte) Menschen auch viele individuelle Bedürfnisse. Über diese werden Sie aber nur Kenntnis erlangen, wenn Sie mit dem Sterbenden und / oder seinen Angehörigen **frühzeitig das Gespräch** suchen. In vielen Einrichtungen hat sich das frühzeitige Gespräch über das sensible Thema „Sterben und Sterbebegleitung" bewährt.

Wie Sie sich auf das Gespräch vorbereiten und welche Aspekte dort angesprochen werden sollten, zeigt Ihnen der Muster-Gesprächsleitfaden auf der nächsten Seite. In der folgenden Checkliste finden Sie grundsätzliche Faktoren für das Gespräch aufgelistet.

Checkliste: Das sind die Rahmenbedingungen für eine Palliativanamnese

Können Sie für das Gespräch eine ruhige und ansprechende Umgebung bereitstellen?	❑
Ist für das Gespräch ein ungestörter und vertrauter Raum vorhanden?	❑
Haben Sie genügend Zeit (außerhalb der Kernarbeitszeit) für das Gespräch zur Verfügung?	❑
Können Sie evtl. zusammen mit einer Kollegin (mit Palliative-Care- oder Hospizerfahrung) das Gespräch führen?	❑
Sollte der Bewohner den Sachverhalt verstehen können: Haben Sie geklärt, ob das Gespräch zusammen mit einem Angehörigen geführt werden soll?	❑
Wissen Sie, ob Ihr Pflegekunde überhaupt über das Thema sprechen möchte?	❑
Liegt Ihnen für das Gespräch ein Gesprächsleitfaden vor?	❑
Haben Sie ein Dokumentationssystem für die Palliativanamnese?	❑

Den folgenden **Muster-Gesprächsleitfaden** können Sie für eine Palliativanamnese nutzen. Die Fragen können von Ihnen in der Form angepasst werden, wie es für das jeweils aktuelle Gespräch erforderlich ist.

Muster: Gesprächsleitfaden und Erhebungsbogen für eine Palliativanamnese (1/3)

Liebe Bewohnerin, lieber Bewohner, sehr geehrte Angehörigen,
das Thema „Sterben und Tod“ ist ein sehr sensibles. Unsere Einrichtung hat es sich zur Aufgabe gemacht, diesen wichtigen letzten Lebensabschnitt mit Ihnen zusammen entsprechend zu gestalten. Daher möchte/n ich/wir mit Ihnen einige Punkte besprechen. Ich verspreche Ihnen, dass die Inhalte dieses Gespräches mit äußerster Diskretion behandelt werden.

Haben Sie sich schon einmal mit Ihrem Sterben beschäftigt? ❑ Ja ❑ Nein

Welche Ängste haben Sie vor dem Sterben?

____

____

Welche Wünsche haben Sie für die Sterbebegleitungssituation?

____

____

Muster: Gesprächsleitfaden und Erhebungsbogen für eine Palliativanamnese (2/3)

Möchten Sie überhaupt eine Sterbebegleitung? Wenn ja, von wem? ❑ Ja ❑ Nein
Von: ______________________________

Wünschen Sie sich eine Krankensalbung? ❑ Ja ❑ Nein

Wünschen Sie eine religiöse / kirchliche Begleitung? ❑ Ja ❑ Nein
Durch: ______________________________

Kennen Sie die Hospizbewegung und deren Aufgaben? ❑ Ja ❑ Nein

Wünschen Sie die Begleitung durch einen Hospizhelfer? ❑ Ja ❑ Nein

Wie stehen Sie zum Einsatz einer künstlichen Ernährung? (z. B. PEG)

____

____

____

Wie stehen Sie zum Einsatz von Opioiden?

____

____

____

Haben Sie schriftliche Unterlagen wie Patientenverfügung, Vorsorgevollmacht, Betreuungsvollmacht, Testament etc.? ❑ Ja ❑ Nein
Folgende Unterlagen: ______________________________

____

Sind Sie über die Inhalte der Patientenverfügung informiert und möchten Sie sie eventuell mit mir zusammen noch einmal besprechen? ❑ Ja ❑ Nein

Wer soll über Ihr Sterben verständigt werden?

____

____

Darf ich Ihnen unser Palliativkonzept erläutern? ❑ Ja ❑ Nein
Konzept erläutert am: ______________ durch: ______________

Gibt es noch unerledigte Dinge, die Sie gerne mit mir besprechen möchten? ❑ Ja ❑ Nein

____

____

____

Muster: Gesprächsleitfaden und Erhebungsbogen für eine Palliativanamnese (3/3)

Haben Sie Wünsche, wie Ihr Leichnam versorgt werden soll und durch wen? ❑ Ja ❑ Nein
Durch ______________________________

Wo möchten Sie aufgebahrt werden? (z. B. welches Zimmer, Verabschiedungsraum, Kapelle etc.) ______________________________

Welche Bestattungswünsche haben Sie?

____

____

____

Wer soll über Ihr Versterben informiert werden?

____

____

Darf Ihr Versterben öffentlich in der Einrichtung / ambulantem Pflegeteam (z. B. Pflegeheim, Hospiz) bekannt gegeben werden?

____

____

Darf ich Sie über die gängige Praxis im Haus / ambulantem Pflegeteam (z. B. Pflegeheim, Hospiz) informieren?

____

____

Gibt es weitere Themen, die bisher noch nicht angesprochen wurden und die Sie gern mit mir besprechen möchten?

____

____

Gespräch wurde geführt am: ______________________________

Weiteres Gespräch ist gewünscht ❑ Ja ❑ Nein

Durchführende: ______________________________

Anwesende Personen: ______________________________

____

Ort, Datum: Unterschrift:

Sollte nun der zu Pflegende an einer fortgeschrittenen Demenz so schwer erkrankt sein, dass er die Fragen, die ihn betreffen, nicht selbst beantworten kann, sollten Sie die Fragen **mit den Angehörigen** bzw. seinem **gesetzlichen Betreuer** absprechen. Achten Sie darauf, dass dieses Gespräch nur von den Mitarbeitern geführt wird, die es sich zutrauen. Welche Voraussetzungen diese Mitarbeiter idealerweise mitbringen, lesen Sie in der folgenden Übersicht.

Übersicht: Welche Mitarbeiter sind für die Palliativanamnese geeignet?

Diese Mitarbeiter sollten:

- sich selbst schon intensiv mit ihrem eigenen Sterben beschäftigt haben.
- sich mit der Lebenssituation alter Menschen auseinandergesetzt haben.
- die klientenzentrierte Gesprächsführung (z. B. nach Carl Rogers) beherrschen.
- so sensibel sein mitzubekommen, wann die Pflegekunden bzw. seine Angehörigen von dem Gespräch überfordert sind.
- sicher sein in der Darstellung des Einrichtungskonzeptes zur palliativen Versorgung.

Tipp: Schließen Sie den Betroffenen mit Demenz nicht voreilig von diesem wichtigen Gespräch aus. Oftmals wirken Menschen mit Demenz verwirrter, als sie es sind (Sachweh 2008). Mit entsprechend einfachen Sätzen, ruhig und langsam vorgetragen, können Sie Menschen mit Demenz so erreichen, dass sie oftmals mitteilen können, welche Bedürfnisse und Wünsche sie haben. Dabei muss das Thema „Sterben" kein Tabu sein.

Dokumentieren Sie die Ergebnisse in Ihrem Dokumentationssystem, bzw. vermitteln Sie **externe Hilfsangebote** (Trauergruppen, Angehörigengruppen von Menschen mit Demenz, Hospizbewegung), wenn diese gewünscht sind (beachten Sie auch die Internethinweise im Anhang).

6. So integrieren Sie Angehörige in den Begleitungsprozess

Das Sterben ist für Angehörige eine absolute Ausnahmesituation. Diese setzt viele von ihnen unter Stress, so dass häufig unverständliche Reaktionen erfolgen. Dabei ist es wichtig, dass Sie das Verhalten der Angehörigen **nicht bewerten** und verurteilen. Das Sterben bei Menschen mit Demenz ist für viele Angehörige der letzte Akt in einem **mehrjährigen Abschiedsprozess**. Während die Menschen mit Demenz vom ambulanten Pflegedienst bzw. durch Pflegekräfte im Krankenhaus oder Pflegeheim versorgt und betreut werden, gibt es für den Angehörigen meist kein gleichwertiges Begleitungsangebot. Seine Not wird nur selten aufgefangen. Erhebungen haben gezeigt, dass Angehörige das Thema „**Sterben**" gern **mit** Ihnen als **professionellen Begleitern besprechen** möchten. Das Gespräch muss allerdings von Ihrer Seite eröffnet werden, weil Angehörige ihre diesbezügliche Bedürfnislage selten von sich aus artikulieren.

Nutzen Sie das Muster auf den Seiten 15 bis 17 auch für das Angehörigengespräch. Sollten Sie dabei den Eindruck gewinnen, dass den Angehörigen das Gespräch zu nahe geht, können Sie es unterbrechen und einen neuen Termin vereinbaren. Auch sollten Sie in dieser Situation die Angehörigen nicht allein lassen bzw. nach kurzer Zeit noch einmal nach ihnen schauen.

Erläutern Sie den Angehörigen, welche wichtigen Aufgaben sie in der Sterbebegleitung übernehmen könnten. Nach entsprechender Anleitung durch Sie könnten Angehörige folgende **Aufgaben** mit übernehmen:

- spezielle Mundpflege,
- Sitzwachen (wenn der Wunsch besteht, auch nachts),
- Interventionen aus der Basalen Stimulation (z. B. Hand- und Fußbäder, atemstimulierende Einreibungen),
- Vorlesen der Lieblingsliteratur,
- Anbieten der Lieblingsmusik,
- Evtl. ein Haustier mitbringen,
- Sich zu dem Sterbenden legen,
- Wunschkost anbieten.

Fragen Sie vor allem nach dem **Unterstützungsbedarf** der Angehörigen. Häufig wird nämlich deren Bedarf übersehen. Klären Sie mithilfe des nachstehenden Muster-Gesprächsleitfadens den Bedarf der Angehörigen.

Muster: Vorgespräch zur Palliativanamnese mit Angehörigen (1/2)

Sehr geehrte Angehörige,
unserer Einrichtung ist es ein wichtiges Anliegen, Sie in dieser schweren Zeit so gut wie möglich zu begleiten. Dazu gehört für uns auch, Sie in den Prozess der Sterbebegleitung einzubinden. Dazu möchten wir im Vorfeld mit Ihnen einige Aspekte ansprechen. Ich verspreche Ihnen, dass die hier besprochenen Inhalte mit großer Diskretion behandelt werden.
Auch möchte ich Ihnen über Ihre gute und liebevolle Versorgung, die Sie in den letzten Jahren Ihrem zu Pflegenden haben zukommen lassen, meine Anerkennung aussprechen. Ich weiß, dass die letzten Jahre für Sie sehr schwer gewesen sein müssen.

Benötigen Sie noch Informationen über die Krankheitsbilder des zu Pflegenden? ❑ Ja ❑ Nein

Folgende Informationen werden erbeten: ____________________

____

Gibt es für Sie noch unerledigte Dinge, bezogen auf Ihren zu Pflegenden mit Demenz? ❑ Ja ❑ Nein

____

____

Welche Befürchtungen haben Sie, wenn nun der Sterbeprozess beim zu Pflegenden einsetzen sollte?

____

____

Möchten Sie aktiv in die Sterbebegleitung einbezogen werden? ❑ Ja ❑ Nein

Welche Aufgaben in der Sterbebegleitung glauben Sie übernehmen zu können?

____

____

Welche Unterstützung wünschen Sie sich durch die Einrichtung?

____

____

Muster: Vorgespräch zur Palliativanamnese mit Angehörigen (2/2)

Darf ich Ihnen unser Palliativkonzept vorstellen und erläutern? ❑ Ja ❑ Nein

Konzept ist erläutert worden: ❑ Ja ❑ Nein

Können Sie das Konzept mittragen? ❑ Ja ❑ Nein

Gibt es in Ihnen Schuldgefühle gegenüber dem zu Pflegenden? ❑ Ja ❑ Nein

Wenn ja, wie können wir Ihnen dabei helfen bzw. welche Hilfen dürfen wir Ihnen vermitteln? (z. B. Gruppen pflegender Angehöriger, Trauergruppen, Seelsorge)

Gibt es noch Themen, die bisher noch nicht angesprochen wurden und die Sie gern mit mir besprechen möchten?

____

____

____

____

____

____

Gespräch wurde geführt am: ____________________

Weiteres Gespräch ist gewünscht ❑ Ja ❑ Nein

Durchführende: ____________________

Anwesende Personen: ____________________

____

Ort, Datum: Unterschrift:

7. So begegnen Sie den häufigsten Symptomen

Im Sterbeprozess treten unterschiedliche Symptome auf, die den Menschen mit Demenz belasten können. Wenn nun ein Sprachzerfall vorliegt, ist es für Sie sehr **schwierig**, die einzelnen **Symptome** genau **zu erkennen**. Führen Sie eine Fallbesprechung durch, damit alle Beteiligten ihre Beobachtungen und Einschätzungen einfließen lassen können. Zusätzlich bedarf es einer Menge Kreativität (biografisch geprägte und individuelle Pflegeangebote zu entwerfen) und Intuition, um das quälende Symptom herauszufinden.

Die Signale sind nicht immer klar zu deuten

Die Herausforderung für Ihre Palliativkultur ergibt sich dadurch, dass die Äußerungsformen von dem Betroffenen, umso weiter das Krankheitsgeschehen fortgeschritten ist, immer **unspezifischer** werden. Sie werden beobachten, dass es **keine klaren Signale** gibt, die auf bestimmte Symptome hinweisen. Aus diesem Grund empfehle ich Ihnen die palliative Fallarbeit (Seite?). Hier werden Herangehensweisen besprochen, die es Ihnen ermöglichen, einzelne Ursachen auszuschließen bzw. zu bestätigen. Symptomkontrolle bei Menschen mit fortgeschrittener Demenz ist ein *„Stochern im Nebel“* – mit der palliativen Fallarbeit wird daraus jedoch eine systematische Suche.

Die wichtigsten Symptome werden im Nachfolgenden behandelt.

7.1 Schmerz – So gelingt Ihnen ein optimales Schmerzmanagement

Viele alte Menschen klagen aufgrund von Verschleißerkrankungen längs der Körperachse und der Großgelenke über chronische Schmerzen. Ca. 90 % der Deutschen über 75 Jahre haben chronische Schmerzen unterschiedlicher Intensität. Unter den Pflegeheimbewohnern leiden 60–80 % an chronischen Schmerzen. Aber was ist Schmerz? Eine bekannte Definition des Phänomens „Schmerz“ stammt von der Pflegeforscherin und Schmerztherapeutin Margo McCaffery:

> „Schmerz ist das, was der Betroffene darüber sagt,
> und Schmerz ist jedes Mal da, wenn er es sagt.“

Der Umkehrschluss würde dann lauten: „Schmerz existiert nicht, wenn der Betroffene nichts über ihn sagt."
Genau das ist aber der große Fehlschluss bei **Menschen mit Demenz**. Wir meinen, dass sie keine Schmerzen haben, da sie nicht über Schmerzen klagen. Ihnen **fehlt** jedoch die verbale **Fähigkeit**, überhaupt **klagen zu können**!

Übersicht: Mögliche Reaktionen von Menschen mit fortgeschrittener Demenz auf Schmerzen

Lautäußerungen

- Wimmern
- Weinen
- Vor sich hin fluchen
- Murren
- Stöhnen
- Ängstliches Rufen (Hallo, Schwester, Mama, Hilfe! etc.)
- Schreien
- Brüllen
- Permanentes Schellen

Körperlicher Ausdruck / Verhalten

- Ängstlicher oder besorgter Gesichtsausdruck – Grimassieren – Stirnrunzeln
- Unruhe
- Aggressives Verhalten
- Abwehren der Pflege – Festhalten der waschenden Hand
- Appetitlosigkeit
- Fehlender Schlaf – Schlafstörungen
- Schonhaltung
- Sozialer Rückzug
- Angezogene Knie
- Geballte Fäuste
- Depressive Verstimmung
- Stärkere Verwirrtheit
- Keine Reaktion auf Zuspruch und Trost
- Reiben oder Nesteln

Physische Reaktionen

- Erhöhter Muskeltonus
- Schwitzen
- Blasse Gesichtsfarbe
- Erhöhter Puls und Blutdruck

Im ersten Moment könnten Sie geneigt sein zu glauben, dass die Definition von McCaffery nur für orientierte Menschen gilt. Aber das stimmt so nicht, wenn Sie in dieser Definition das Verb „sagt“ nicht ausschließlich auf die verbale Äußerung beschränken. Menschen mit Demenz, die einen ausgeprägten Sprachzerfall aufweisen, „sagen“ uns ganz viel über ihren Schmerzzustand – eben nur nicht in der für uns gewohnten verbalen Kommunikation.

In der Übersicht finden Sie typische Reaktionen auf einen zu vermutenden Schmerzzustand. Diese gilt es nun genau zu beobachten, zu dokumentieren und zu kommunizieren. Nutzen Sie hierzu so genannte **Fremdbeobachtungsinstrumente** für Menschen mit Demenz, die nicht mehr verbal kommunizieren können. Mittlerweile steht Ihnen eine Reihe von Instrumenten zur Verfügung, die dabei behilflich sein können, einen Schmerz zu erfassen. Neben den älteren Instrumenten, dem ECPA oder Doloplus©, gibt es auch neuere Instrumente wie BISAD, BESD oder ZOPA©.

So können Sie Schmerzen bei Menschen mit fortgeschrittener Demenz erfassen

Nutzen Sie für Ihre Beobachtungen die **BESD-Skala** (BESD: Beurteilung von Schmerzen bei Demenz); es ist ein **einfaches Instrument**, das für den Einsatz in der Pflegepraxis am besten geeignet ist. Die BESD-Skala ist kurz und knapp gehalten, und Sie müssen den neuen Patienten oder Bewohner nicht zwingend über einen längeren Zeitraum kennen, um dieses Instrument anwenden zu können. Selbst Angehörige können in den Gebrauch gut eingearbeitet werden. Gerade in der ambulanten Pflege kann das von großem Vorteil sein.

Muster: So beurteilen Sie Schmerzen bei Demenz mit BESD

Beobachten Sie Ihren Pflegekunden 2 Minuten in der ***Mobilisierung*** (z. B. beim Anziehen, Lagern, Laufen etc.). Anschließend füllen Sie den BESD-Bogen aus.

Atmung	**Punkte**
Normal	0
Gelegentlich angestrengt atmen; kurze Phasen von Hyperventilation	1
Lautstark angestrengt atmen; lange Phasen von Hyperventilation; Cheyne-Stokes-Atmung	2
Negative Lautäußerung	
Keine	0
Gelegentlich stöhnen oder ächzen; sich leise negativ oder missbilligend äußern	1
Wiederholt beunruhigt rufen; laut stöhnen oder ächzen; weinen	2
Gesichtsausdruck	
Lächelnd oder nichtssagend	0
Trauriger oder ängstlicher Gesichtsausdruck; sorgenvoller Blick	1
Grimassieren	2
Körpersprache	
Entspannt	0
Angespannte Körperhaltung; nervös hin- und hergehen; nesteln	1
Starre Körpersprache; geballte Fäuste; angezogene Knie; sich entziehen oder wegstoßen; schlagen	2
Trost	
Trösten nicht notwendig	0
Stimmt es, dass bei oben genanntem Verhalten Ablenken oder Beruhigen durch Stimme oder Berührung **möglich ist**?	1
Stimmt es, dass bei oben genanntem Verhalten Trösten, Ablenken, Beruhigen **nicht** möglich ist?	2
Gesamtpunktzahl	**__/10**

Auswertung: Innerhalb einer Kategorie, z. B. Atmung, dürfen die Punktwerte **nicht zusammengefasst** werden. Sie nehmen nur den höchsten Wert. Man kann also in einer Kategorie nur maximal 2 Punkte werten. Die Gesamtpunktzahl ergibt sich dann aus der Zusammenfassung der 5 einzelnen Kategorien. Dabei steht 0 Punkte für keinen Schmerz und 10 Punkte für den stärksten Schmerz (http://www.dgss.org/pdf/BESD-Internet-Version.doc).

Wichtig: Solange Ihr Pflegekunde sich mitteilen kann, erheben Sie ausschließlich die Selbstauskunft über den Schmerz. Erst wenn er gar nicht mehr verbal kommunizieren kann, wenden Sie ein Fremdbeobachtungsinstrument an.

So können Sie mit dem Hausarzt professionell zusammenarbeiten

Auch wenn die Arbeitsgruppe um Prof. Basler (Deutsche Gesellschaft zum Studium des Schmerzes) einen Schwellenwert von **6 / 10** Punkten (ab hier wird von dieser Arbeitsgruppe eine Behandlung empfohlen) angesetzt hat, kann auch schon bei niedrigeren Punktwerten ein Schmerzzustand vorliegen.

Merke: Das BESD ist **kein objektives Messinstrument**, sondern ein Instrument zur Verhaltensbeobachtung.

Auf Grundlage des von Ihnen erhobenen Punktwertes können Sie jetzt zusammen mit dem Hausarzt eine **probatorische** (versuchsweise) **Schmerztherapie** durchführen. Wenn Sie dann mit dem BESD-Bogen **erneut beobachten** (ca. 1 Stunde nach Verabreichung des Medikaments – außer bei transdermalen Pflastersystemen, die benötigen mehr Zeit), können Sie erkennen, dass die Punktwerte sinken. Wenn nicht, könnte die Dosis des Medikaments erhöht bzw. ein anderes verabreicht werden.

7.2 So begegnen Sie der Luftnot

Luftnot können Sie nicht von außen messen – sie wird nur subjektiv wahrgenommen. Oftmals umschreiben orientierte Menschen dieses Symptom mit **Lufthunger.**

Übung: Machen Sie 10 Liegestütze, und atmen Sie anschließend durch einen Strohhalm, während Sie sich die Nase dabei zuhalten. Schon nach wenigen Sekunden wird Ihnen die Luft nicht reichen – Sie werden panisch. Genauso müssen wir uns die Angst der Sterbenden bei Luftnot vorstellen.

Bei vielen Sterbenden zeigt sich dieses **beklemmende Symptom** aufgrund dessen, dass sie zu viel CO_2 im Blut haben. Jetzt mit einer Sauerstoffgabe zu reagieren hätte hierbei eher einen Placeboeffekt. Die Ursachen für eine Luftnot können vom Herzen kommen, durch Tumore in der Luftröhre oder in der Lunge, durch Asthma bedingt sein, aber auch durch Aszites, um nur einige wenige zu nennen. Luftnot kann aber ebenso eine **psychische Reaktion** auf Angst, Depression oder Schmerzen sein.

Wie zeigt sich Luftnot?

Die Betroffenen zeigen:
- eine erschwerte Atmung,
- eine schnelle flache Atmung,
- einen angsterfüllten Gesichtsausdruck,
- ein schweißiges Gesicht,
- Atemgeräusche,
- einen schnellen Puls und einen erhöhten Blutdruck,
- eine seltener auftretende Zyanose.

Selbstverständlich sollte, wenn möglich, die Ursache für dieses akute Symptom behandelt werden. Bei vielen Pflegekunden in der Palliativbetreuung ist das allerdings nicht mehr möglich. Dort geht es primär darum, das quälende Symptom zu lindern.

So sollten Sie pflegerisch handeln

Wie oben schon beschrieben, reagieren Menschen mit Demenz auf nonverbale und paraverbale Kommunikation. Mit diesen **7 Tipps** können Sie der **Luftnot** professionell **begegnen**:

Übersicht: 7 Tipps, wie Sie sich bei Luftnot von Patienten professionell verhalten	
1. Tipp:	Bleiben Sie ruhig und atmen Sie selber entspannt.
2. Tipp:	Sprechen Sie beruhigend und langsam auf den Betroffenen ein und lassen Sie ihn nicht allein.
3. Tipp:	Öffnen Sie die beengende Kleidung des Pflegekunden.
4. Tipp:	Setzen Sie ihn in eine Atem unterstützende Position (sitzende Position mit abgewinkelten Armen, die mit Kissen an den Flanken unterstützt werden), öffnen Sie das Fenster bzw. sorgen Sie für Durchzug, drehen Sie den Betroffenen so, dass der Luftzug sein Gesicht trifft (auch der Einsatz eines Ventilators kann helfen).
5. Tipp:	Legen Sie die Hand des Betroffenen auf Ihr Sternum und atmen Sie bewusst langsam und überdeutlich. Unterstützen Sie Ihr Tun durch eine überdeutliche Mimik.
6. Tipp:	Sollte Ihnen eine 2. Kollegin zur Seite stehen, könnte diese eine Atemstimulierende Einreibung (ASE) vornehmen.
7. Tipp:	Geben Sie gegebenenfalls die angeordnete Bedarfsmedikation.

So führen Sie eine atemstimulierende Einreibung durch

Die Atemstimulierende Einreibung (ASE) beschreibt eine **rhythmische**, mit **unterschiedlichem Händedruck** arbeitende Einreibung zur Atemtherapie im Brust- oder Rückenbereich Ihrer Pflegekunden. Durch sich angleichende Atemrhythmen entsteht zwischen Ihrem Patienten und Ihnen als Pflegekraft ein **kommunikativer Prozess**. Dieser kann dem Patienten sehr viel Nähe, Entspannung und Sicherheit vermitteln.

Ziel der ASE ist es, dem Menschen zu einer gleichmäßigen, ruhigen und tiefen Atmung zu verhelfen. Die ASE unterstützt die Körperwahrnehmung sowie die Konzentrationsfähigkeit. Der Pflegekunde nimmt Außenreize verstärkt wahr. Sie als Pflegeperson vermitteln dem Patienten durch die ASE Sicherheit und Wohlbefinden.

Die gesamte ASE kann 5- bis 8-mal oder auch länger - bis zu 5 Minuten - angeboten werden. Nach erfolgter ASE sollte der Patient 15-20 Minuten ruhen! Mit **wenig materiellem** und **zeitlichem Aufwand** können Sie mit Hilfe der Atemstimulierenden Einreibung wohltuende Ergebnisse erzielen und so die Lebensqualität sowohl Ihrer Pflegekunden mit Demenz, als auch bei orientierten Kunden verbessern.

Nutzen Sie das Muster auf den folgenden Seiten, um Ihren Mitarbeitern eine Handreichung zur atemstimulierenden Einreibung mitzugeben.

Muster: Handreichung zur atemstimulierenden Einreibung (ASE) (1/2)

Erläuterung
Die ASE ist eine pflegerische Intervention aus dem Konzept der Basalen Stimulation. Diese Intervention wirkt direkt auf die Atemhilfsmuskulatur (Zwischenrippenmuskeln) und beeinflusst dadurch die Atemfrequenz, -tiefe und das bewusste Atmen.

Personelle Voraussetzungen:
- Gesundheits- und Krankenpfleger
- Altenpfleger
- Krankenpflege- / Altenpflegehelfer
- angelernte Pflegehelfer
- ggf. ehrenamtliche Abschiedsbegleiter
- fachlich eingewiesene Angehörige

Ziel:
- Beruhigung und Entspannung
- Tiefes Atmen
- Bessere Durchlüftung der Lunge
- Senkung der Atemfrequenz
- Ermöglichung von bewusstem Atmen
- Minimierung von Unruhe und Angst
- Schmerzreduktion
- Besseres Einschlafen

Indikation:
- Unruhe
- Angst
- Luftnot
- Schmerzen

Materielle Voraussetzungen:
- Körperlotion (Wasser-in-Öl-Lotion)

Vorbereitung:
- Bewohner informieren.
- Temperatur im Zimmer erhöhen (kein Durchzug).
- Oberkörper des Bewohners frei machen.
- Bewohner rittlings auf einen Stuhl setzen und die Arme auf der Stuhllehne verschränken lassen, Kopf auf die verschränkten Arme legen lassen (alternativ: Bewohner sitzt auf der Bettkante und verschränkt seine Arme auf dem vor ihm stehenden Nachtschrank, Kopf auf die verschränkten Arme legen lassen).
- Immobile Bewohner können gut für die Maßnahme in Seitenlage gelagert werden.
- Für eine ungestörte Atmosphäre sorgen (Durchführung dauert ca. 10 Minuten).
- Anwender wärmt die Hände an und legt Schmuck ab (keine Handschuhe verwenden).

Muster: Handreichung zur atemstimulierenden Einreibung (ASE) (2/2)

Durchführung:

Schritt 1: Cremen Sie den Rücken des Bewohners von oben nach unten ausreichend mit beiden Händen einfühlsam mit einer Wasser-in-Öl-Lotion ein.

Schritt 2: Setzen Sie beide Hände parallel oben am Nacken des Patienten direkt rechts und links der Wirbelsäule an.

Schritt 3: Legen Sie Ihre Hände ganzflächig (alle Finger, auch der Daumen, zusammen ergeben eine Fläche) auf.

Schritt 4: Beginnen Sie die ASE mit der Ausatmung.

Schritt 5: Üben Sie mit Ihrem Daumen, Zeigefinger und der Handfläche einen unterstützenden Druck aus.

Schritt 6: Führen Sie die Bewegung, während der Bewohner ausatmet, ein paar Zentimeter entlang der Wirbelsäule nach unten, dann seitwärts in Richtung der Flanken.

Schritt 7: Ihre Hände drehen sich dabei leicht nach außen und werden gleichzeitig synchron zur Atmung bewegt.

Schritt 8: Während der Patient einatmet, gleiten Ihre Hände mit deutlich weniger Druck in einer kreisförmigen Bewegung, nachdem die Hände leicht den Brustkorb anheben, zurück zur Wirbelsäule.

Schritt 9: Führen Sie die Einreibung mehrmals mit kreisenden Bewegungen von der Höhe der Schultern bis hinunter zum Rippenrand aus. Wenn die Hände am unteren Rippenrand (Vorsicht im Nierenbereich) angelangt sind, legen Sie sie nacheinander zum Nacken zurück, ohne den Hautkontakt zu unterbrechen. Führen Sie diese Bewegungsmuster ca. 5 Minuten durch.

Schritt 10: Streichen Sie den Rücken, wie zu Beginn, von oben nach unten ohne Druck langsam aus. Die Berührung und deren Qualität haben hier einen abschließenden und verabschiedenden Charakter.

Nachbereitung: Nach erfolgter ASE sollte der Patient 15–20 Minuten ruhen bzw. zur Nachtruhe hingelegt werden.

Besondere Hinweise:

- Behalten Sie während der gesamten Einreibung den Hautkontakt zum Bewohner bei (Sicherheit vermitteln).
- Beachten Sie, dass auch Angehörige in diese Maßnahme einbezogen werden können, wenn sie zuvor gut angeleitet wurden.

Literatur:

Buchholz / Schürenberg: Basale Stimulation in der Pflege alter Menschen, Verlag Hans Huber, Bern 2009

Küpper / Trottenberg: So lindern Sie die 10 häufigsten Symptome in der Palliativpflege, Verlag PRO PflegeManagement, Bonn 2009.

Tipp: Die ASE ist eine bewährte Maßnahme bei Luftnot. Sie sollte gut eingeübt werden, am besten in einem Grundkurs „Basale Stimulation". Allein über Fachliteratur ist diese Intervention nicht zu lernen.

Besprechen Sie die Luftnotproblematik mit dem behandelnden Hausarzt. Nicht selten kann der Einsatz von Morphin die Atemfrequenz senken helfen, wenn pflegerische Interventionen nicht den entsprechenden Erfolg zeigen.

7.3 So reagieren Sie richtig auf die Ablehnung von Nahrung und Flüssigkeit

Die Reduktion der Nahrungs- und Flüssigkeitsaufnahme am Lebensende ist eine **natürliche Reaktion**, die Sie bei vielen Menschen und Lebewesen generell beobachten können. Durch diese natürliche Karenz werden körpereigene Endorphine und Morphine freigesetzt, die eine **palliative Wirkung auf** die **Gesamtsituation** des Sterbenden haben. In der Pflegepraxis werden Sie hier häufig mit Begriffen wie Verhungern und Verdursten konfrontiert, die Sie und Ärzte als potenzielle Entscheidungsträger unnötig unter Druck setzen, da sie Leiden suggerieren.
Eine Austrocknung (Dehydratation) ruft viele körperliche Reaktionen hervor, die eben nicht mit Leiden für den Betroffenen einhergehen. Hierzu gehören:

Übersicht: Das sind die positiven Reaktionen auf eine Dehydratation

- Schmerzunempfindlichkeit
- Euphorie
- Sedierende Wirkung
- Reduktion von Magensaft – daher weniger Erbrechen
- Reduktion der Urinbildung – daher weniger Inkontinenzversorgung nötig
- Reduktion des Lungensekrets reduziert das Todesrasseln

Auf der anderen Seite werden aber auch Reaktionen hervorgerufen, die **Risiken** bergen oder für den Betroffenen unangenehm sind:
- Verstärkte Verwirrtheit
- Durst
- Mundtrockenheit
- Gefahr des Nierenversagens
- Gefahr des Herz-Kreislauf-Versagens

Alle Vor- und Nachteile müssen Sie gut mit den Angehörigen, dem Hausarzt und allen beteiligten Mitarbeitern abwägen. Dabei sollten Sie berücksichtigen, dass Sie die Nachteile einer Dehydratation beeinflussen können:

- Auf **Durst** und **Mundtrockenheit** müssen Sie mit einer ½-stündlichen Mundpflege reagieren.
- Für die Vermeidung eines **Herz-Kreislauf-** und **Nierenversagens** ist eine Mindestgabe von 500 ml Flüssigkeit in 24 Stunden notwendig. Diese Menge können Sie in Form einer subkutanen oder rektalen Infusion (Proktoklyse) verabreichen, wenn der sterbende Mensch mit Demenz nicht trinken möchte. Dabei sollten Sie beachten, dass der Enddarm (für die rektale Infusion) bei Ihren geriatrischen Pflegekunden eine bessere Flüssigkeitsaufnahme garantiert als die Haut (subkutane Infusion). Nicht selten können Sie bei Ihren zu Pflegenden beobachten, dass sich **Quaddeln** unter der Haut bilden, die wiederum mit **Schmerzen** verbunden sind. Leider ist die rektale Infusion in den letzten Jahrzehnten in Vergessenheit geraten, so dass diese sanfte Form der Flüssigkeitsgabe nur wenig bekannt ist.

Buchtipp zur rektalen Infusion: Kostrzewa, Stephan: Palliative Pflege bei Menschen mit Demenz, Bern 2008, S. 113f.

Auch der Verzicht auf Nahrung ist nicht mit Leiden verbunden. Das **Hungergefühl** hört in der Regel nach 3–4 Tagen schlagartig auf und der Körper schüttet Endorphine aus und **löst** sogar **Glücksgefühle** aus. Wer von Ihnen Erfahrungen mit Heilfasten hat, kennt vermutlich diese Körperreaktion.

Achtung: Die Ursachen für eine Ablehnung von Nahrung und Flüssigkeit müssen genau ermittelt werden. Nicht selten ist Schmerz eine Ursache. Überprüfen Sie den Mundstatus (Zahnschmerz?), legen Sie evtl. das BESD (siehe oben) an und besprechen Sie weitere mögliche Ursachen mit dem Hausarzt. Auch sollten Sie die Konsistenz der Nahrung überprüfen (z. B. krümelige, feste, nicht breiige Bestandteile), denn die Tatsache, dass Nahrung nicht mehr als solche erkannt wird, die Temperatur oder Zeitpunkt nicht stimmen, kann ebenfalls Ursache dafür sein, Nahrung abzulehnen.

Hinweis: Menschen mit Demenz können am Lebensende mit einer minimalen Kalorienzufuhr über mehrere Monate auskommen.

Problemfall PEG

Für die künstliche Ernährung stehen heutzutage verschiedene Möglichkeiten zur Verfügung. Zum einen kann über einen so genannten Port ernährt werden, über eine nasale Magensonde oder, was in den letzten Jahren häufig bei alten Menschen mit Demenz zu beobachten ist, über eine PEG (perkutane endoskopische Gastrostomie). Schon seit einigen Jahren liegen größere Studien (Finucane et al. 1999, Plonk 2005, Cervo et al. 2006, Mitchell 2007, Synofzik et al. 2007, de Ridder 2008) vor, in denen belegt wird, dass **eine PEG am Lebensende** bei Menschen mit Demenz **nicht**

- das Leben verlängert.
- für mehr Lebensqualität sorgt.
- den Ernährungsstatus verbessert.
- das Risiko einer Lungenentzündung senkt.
- die Mobilität verbessert.
- das Dekubitusrisiko senkt.

Trotz dieser Erkenntnisse werden immer wieder PEG gelegt bei Menschen mit Demenz am Lebensende.

Sollten Angehörige in der Entscheidungsfindung unsicher sein, bieten Sie ihnen eine **palliative Fallbesprechung** an (siehe auch Seite 44). Hier sollten folgende Fragen geklärt werden:

- Wer will die Ernährung über PEG?
- Was verspricht man sich vom Legen der PEG?
- Wer hat den Leidensdruck?
- Hat der Betroffene diesen Fall im Voraus verfügt? (Patientenverfügung)
- Hat er sich schon einmal früher zu dieser Situation geäußert?
- Welche Alternativen gibt es zur PEG?

Nutzen Sie auch den nachfolgenden **Entscheidungsalgorithmus** (nach Synofzik et al. 2007) für eine PEG-Anlage in Ihrer Fallbesprechung:

- Übersteigt der Nutzen die Schadensrisiken deutlich, sollte man eine PEG-Ernährung anbieten und empfehlen.
- Halten sich Nutzen und Schadensrisiken die Waage, sollte man eine PEG-Ernährung als Behandlungsoption zwar anbieten, aber nicht explizit empfehlen.
- Übersteigt das Schadensrisiko den Nutzen, sollte man eine PEG-Ernährung zwar anbieten, von der Anwendung jedoch abraten.
- Sofern die PEG-Ernährung keinen Nutzen mehr für den Patienten bietet, sollte sie nicht angeboten werden.

Hinweis: Sind alle therapierbaren Ursachen ausgeschlossen, kann eine Ablehnung von Nahrung und Flüssigkeit auch als letzte Willensäußerung des sterbenden Menschen mit Demenz verstanden werden! (Marina Kojer: 2007: 853)

7.4 Übelkeit - So reagieren Sie professionell

Auch das Symptom „Übelkeit“ kann von Menschen mit fortgeschrittener Demenz verbal nicht kommuniziert werden. Hier sind es eher die **unspezifischen Verhaltensweisen**, die auf eine mögliche Übelkeit verweisen:

- Ablehnen von Speisen,
- Wegdrehen des Kopfes bei Anbieten von Speisen,
- Blässe,
- Schweißiges Gesicht,
- Schließen der Augen bei Speiseangebot,
- Würgen,
- Unruhe.

Ähnlich wie bei dem Symptom „Schmerz“ sollte im Rahmen einer Fallbesprechung auch immer wieder das Symptom der Übelkeit mit bedacht werden. Auch hier ist eine **genaue Beobachtung** Ihres Pflegekunden unabdingbar. Die Ursachen für Übelkeit können dabei sehr mannigfaltig sein.

Diese Ursachen können eine Übelkeit auslösen:

- Angst,
- Schmerzen,
- Fehlender Schlaf,
- Üble Gerüche,
- Medikamente (z. B. Opioide),
- Verändertes Geschmackserleben durch Demenz,
- Veränderte Umgebung (z. B. neuer Zimmernachbar im Pflegeheim).

Diese **Maßnahmen** sollten Sie Ihren Pflegekunden mit Demenz bei Übelkeit anbieten. Nutzen Sie die Checkliste auf der nächsten Seite, um zu überprüfen, ob Ihre Maßnahmen vollständig sind.

Checkliste: Überprüfen Sie, ob Ihre Maßnahmen zur Linderung der Übelkeit vollständig sind	
Haben Sie Ihren Pflegekunden in eine bequeme Position gebracht?	❑
Haben Sie eine Schmerzerfassung (z. B. mit dem BESD-Instrument) vorgenommen?	❑
Haben Sie für eine ruhige und angenehme Atmosphäre gesorgt?	❑
Haben Sie entsprechende Hilfsmittel in Reichweite gestellt?	❑
Haben Sie übel riechende Speisen und Getränke aus dem Zimmer entfernt?	❑
Haben Sie für Frischluft gesorgt?	❑
Haben Sie mit Ihrem Pflegekunden eine Kontaktatmung oder eine ASE durchgeführt?	❑
Haben Sie Ihrem Pflegekunden zur Entspannung ein Fuß- oder Handbad angeboten?	❑
Haben Sie Ihrem Pflegekunden Tees angeboten (z. B. schwarzer Tee, Fencheltee)?	❑
Haben Sie Ablenkung durch Fernsehen, Musikhören oder Vorlesen angeboten?	❑
Haben Sie mit dem Arzt medikamentöse Möglichkeiten im Vorfeld abgesprochen?	
Haben Sie die Bedarfsmedikation (evtl. Haldol bei opioid induzierter Übelkeit) verabreicht?	❑
Haben Sie Ihrem Pflegekunden leichte Speisen angeboten?	❑
Haben Sie Eiswürfel zum Lutschen angeboten?	❑

Auswertung: Wenn Sie alle Punkte abhaken konnten, sind Ihre Maßnahmen zur Linderung der Übelkeit vollständig.

Auch wenn Menschen mit Demenz ihre Sprache verloren haben, bedeutet das nicht, dass sie sich nicht schämen. Sollte sich nun einer Ihrer Pflegekunden erbrochen haben, begegnen Sie diesem Vorfall mit viel Pietät und Verständnis.

7.5 So begegnen Sie den Symptomen Durst und Mundtrockenheit

Aufgrund einer reduzierten Flüssigkeitsaufnahme kann es zu Durst und Mundtrockenheit kommen. Ebenfalls können wir immer wieder beobachten, dass Sterbende häufig mit **offenem Mund** atmen. Das führt schnell dazu, dass die Mundschleimhaut austrocknet. Weiter oben haben wir die Dehydratation behandelt, die bei Sterbenden immer wieder auftreten kann. Ist Ihr Ziel die Palliation, müssen Sie dementsprechend die Dehydratation **pflegerisch begleiten**.

Bei der speziellen Mundpflege bei Sterbenden mit Demenz sollten folgende Prämissen beachtet werden:

- Führen Sie die Mundpflege jede ½ Stunde durch.
- Setzen Sie flüssige oder ölige Substanzen dazu ein.
- Setzen Sie vorrangig biografisch bekannte Substanzen ein.
- Bitten Sie die Angehörigen um Unterstützung und weisen Sie sie in die spezielle Mundpflege ein.
- Beachten Sie, dass der Mund ein äußerst intimer Bereich ist.

Den zuletzt aufgeführten Aspekt betrachtend, sollten Sie für die Mundpflege Dinge einsetzen, die für den sterbenden dementen Menschen mit einem Gefühl der **Vertrautheit** verbunden sind. Gerade die Mundpflege erfordert daher viel Kreativität und unkonventionelles Denken (oder wären Sie darauf gekommen, dass man mit Mettwurst und Salzhering Mundpflege durchführen kann?).

Übersicht: Das alles können Sie zur speziellen Mundpflege bei Menschen mit Demenz einsetzen

Substanzen

Benetzen Sie erst die Lippen, danach wischen Sie den Mundraum mithilfe einer Kompresse mit folgenden Substanzen aus:

- Alkoholische Getränke (z. B. Eierlikör, Cognac, Weine, Sekt, Bier etc.)
- Coca-Cola, Malzbier, Fanta
- Kaffee
- Butter
- Marmelade
- Nutella
- Deftige Speisen (z. B. Mettwurst, Hering etc.)
- Gemüsebrühe
- Diverse Tees (am besten gesüßt)
- Honig
- Eis oder gefrorene Fruchtstückchen (z. B. Ananas) in die Wangentaschen legen
- Gefrorenes Bier oder Fruchtsäfte (nehmen Sie dafür leere Pralinenschachteleinlagen und füllen Sie diese mit den bevorzugten Flüssigkeiten)
- Angefeuchtetes Salzgebäck

Bei Aspirationsgefahr

Formen Sie aus einer Kompresse ein kleines Säckchen. Dazu falten Sie die Kompresse auseinander, legen die biografisch bekannte Substanz (z. B. ein Würfel gefrorenes Bier) in die Mitte, dann führen Sie die 4 Enden der Kompresse zusammen und drehen sie so zu einem kleinen Säckchen. Dieses wird angefeuchtet mit Wasser oder Tee und dem Sterbenden in den Mund gegeben. Auch hier können Sie auf alle bekannten Substanzen zurückgreifen,

Versuchen Sie, die Mundpflege zu einer lustvollen Angelegenheit werden zu lassen. Begegnen Sie den Vorbehalten der Angehörigen (Sekt bei Sterbenden?) durch eine gute Aufklärung. Bedenken Sie, dass Sie Ihrem Pflegeziel nur über das Vertrauen Ihres sterbenden Pflegekunden näher kommen können.

7.6 So behandeln Sie Verstopfung bei Ihren Pflegekunden mit Demenz

Die typischen Ursachen für eine Verstopfung sind:
- Dehydratation,
- Mangelnde Bewegung,
- Stuhleinhalten, weil Menschen mit Demenz die Toilette nicht finden,
- Stuhleinhalten aus Peinlichkeit und Scham,
- Ballaststoffarme Nahrung,
- Nebenwirkung von Medikamenten (z. B. Opioiden),
- Depression,
- Schmerzen,
- Schwäche / fehlende Bauchpresse.

Manchmal **versuchen** Menschen mit Demenz, **sich selbst zu helfen**, indem sie einen Ort für die Stuhlentleerung suchen, der nicht gesellschaftsfähig ist (z. B. Papierkorb, Schrank, Waschbecken, Blumenkübel etc.). Auch äußert sich ihre Not in:
- Unruhe,
- mangelndem Appetit,
- Schlafstörungen,
- aggressivem Verhalten,
- sozialem Rückzug,
- eigenem digitalem Ausräumen.

Besonders aus letzterem Grund entstehen **häufig Missverständnisse**. Nicht selten kann man in älteren Fachbüchern der Gerontopsychiatrie den Begriff „mit Kot spielen“ oder „Kotschmieren“ lesen. Diese Begrifflichkeit unterstellt dem Menschen mit Demenz eine **unterschwellige Verkindlichung**, ohne zu berücksichtigen, dass der Betroffene womöglich vergessen hat, wo die Toilette ist, bzw. dass er unter quälender Verstopfung leidet.

Pflegerische Maßnahmen

Kann ein Mensch mit Demenz die Toilette selbstständig aufsuchen, ist es schwierig nachzuhalten, wann er wie viel Stuhlgang hatte. Selbst wenn man ihn noch befragen kann, könnte es sein, dass er es vergessen hat.
Aus diesen Gründen sollte Verstopfung immer als eine **Ursache von „herausfordernden" Verhaltensweisen** mit betrachtet werden. Im häuslichen Umfeld sollten Sie Angehörige für diesen Aspekt sensibilisieren und ihnen raten, sich sehr diskret und pietätvoll zu verhalten. Menschen mit Demenz empfinden sehr lang Scham und Peinlichkeit.

Nichtsdestotrotz kann einer Verstopfung vorgebeugt bzw. kann sie pflegerisch behandelt werden.

Übersicht: Maßnahmen bei Verstopfung

Bauchmassagen

Mit Hilfe dieser Massagetechnik soll von außen die Darmperistaltik angeregt werden.
Üben Sie dabei leichten Druck aus; beginnen Sie im rechten Unterbauch mit kleinen konzentrischen Kreisbewegungen, folgen Sie dabei dem natürlichen Dickdarmverlauf, indem Sie diese Kreisbewegungen bis zum rechten Oberbauch ausführen; gehen Sie weiter mit diesen Bewegungen bis auf die linke Oberbauchseite, um anschließend auf der linken Seite bis zum linken Unterbauch fortzufahren. Dieses Prozedere wiederholen Sie 4- bis 5-mal.
Beobachten Sie bei diesem Vorgehen genau die Mimik des Betroffenen, um festzustellen, ob ihm diese Intervention guttut.

Einläufe

Einläufe und Klistiere sollten nur in Ausnahmefällen eingesetzt werden, da es schwierig ist abzuschätzen, was der / die Betroffene mit dieser Maßnahme assoziiert. Einläufe stellen immer einen Vorgang der Penetration dar, was bei dem / der Betroffenen zum Abwehrverhalten führen kann.

Bauchauflage

Diese Intervention ist ein altes Hausmittel. Daher erleben wir häufig, dass Menschen mit Demenz diese Maßnahme gut tolerieren, da sie bekannt und vertraut ist.
Mithilfe einer Auflage soll eine bessere Durchblutung im Bauchraum erreicht werden. Diese wiederum führt zu einer Entkrampfung und Entspannung, so dass der Darm besser arbeiten kann. Vorteilig an dieser Maßnahme ist aber auch, dass der Betroffene sehen kann, was mit ihm geschieht.

Übersicht: Maßnahmen bei Verstopfung

Bewegung
Wenn noch möglich, sollten Sie den Menschen mit Demenz zur Bewegung anhalten. Dieses sollte aber weniger als Trainingsprogramm als vielmehr eine lustvolle Bewegungseinheit verstanden werden (z. B. Schunkeln nach Musik).
Flüssigkeit und ballaststoffreiche Nahrung
Aufgrund der Demenz vergessen viele Betroffene, ausreichend zu trinken. Zudem entsteht durch Apraxie (nicht sinnvolles Handeln) und / oder einer Agnosie (Nichterkennen von Gegenständen) eine völlige Hilfsbedürftigkeit bei der Flüssigkeits- und Nahrungsaufnahme. Menschen mit Demenz müssen daher immer wieder zum Trinken ermuntert werden. Machen Sie Essen und Trinken zu einer lustvollen Angelegenheit. Bedenken Sie dabei, dass die meisten Menschen mit fortgeschrittener Demenz Speisen und Getränke bevorzugen, die weich und süß sind (reichen Sie z. B. Melonenstückchen).

7.7 So begegnen Sie den Symptomen Angst und Unruhe

Mit Zunahme der Demenz erleben Sie bei Ihren Pflegekunden häufig das Auftreten von Angst und Unruhe. Ist es zu Beginn einer Demenz eher die Angst vor dem senilen Verfall, vor den elementaren Fehlleistungen im Alltag, so entwickelt sich bei Menschen mit fortgeschrittener Demenz eine **generalisierte Angst** und **Unruhe**, weil nichts Vertrautes den Betroffenen mehr umgibt. Unruhe kann mitunter dazu führen, dass Menschen mit Demenz den ganzen Tag in Bewegung sind (bis zur völligen Erschöpfung). Im fortgeschrittenen Stadium können sich Angst und Unruhe aber auch in **ständigen Bewegungen** (z. B. Nesteln), in unruhigem Hin- und Herschauen, in wiederholtem Rufen (z. B. Hilfe, Hallo, Mama), in sozialem Rückzug oder im „Festklammern" zeigen.
Bedenken Sie, dass bei bewusstseinseingeschränkten Menschen das normal vorhandene Gleichgewicht zwischen Vorsicht und Neugier eher **zur Vorsicht** tendiert. Hieraus entsteht häufig ein **Abwehrverhalten** (z. B. Erschrecken oder Zusammenzucken) bei huschenden, oberflächlichen oder schnellen Bewegungen (taktile Abwehr).

Folgende **Ursachen** können Angst und Unruhe auslösen:
- Schmerzen und andere quälende Symptome,
- Veränderungen in der Umgebung (z. B. Umzug, neue Mitarbeiter, neuer Zimmernachbar etc.),
- Halluzinationen,

- Geräusche und Gerüche, die unangenehme Erinnerungen auslösen,
- Fehlende Bezugspersonen,
- Unangenehme pflegerische Maßnahmen,
- Plötzliche, nicht angekündigte pflegerische Maßnahmen,
- Nicht eindeutige Maßnahmen.

Bevor Sie nun konkrete **Maßnahmen** durchführen, sollten Sie mithilfe einer Fallbesprechung klären, ob es Muster gibt, die immer wieder Angst und Unruhe bei Ihrem Pflegekunden mit Demenz auslösen, um diese dann ursächlich zu beseitigen.

Übersicht: Maßnahmen bei Angst und Unruhe

Bezugspersonen vermehrt einsetzen

- Setzen Sie vermehrt Personen ein, die vom Betroffenen noch erkannt werden.
- Sensibilisieren Sie Mitarbeiter und Angehörige für Angstreaktionen bei Menschen mit Demenz.
- Sprechen Sie gleiche Abläufe ab.

Vertrautes einsetzen

- Zeigen Sie Ihrem Pflegekunden alte Fotos.
- Vermeiden Sie diffuse Beleuchtung mit dunklen Zimmerecken.
- Setzen Sie gezielt bekannte Geräusche und Düfte ein (z. B. ein mit dem Parfüm der Ehefrau besprühtes Tuch unter das Kopfkissen legen).
- Legen Sie ein externes Gedächtnis (Selbst-Erhaltungs-Therapie (SET)) an, das Sie dem Menschen mit Demenz in der konkreten Angstsituation anbieten können (z. B. können Sie einen kleinen Karton anlegen mit Gegenständen wie Fotos, Urkunden oder Reiseandenken, die dem Betroffenen bekannt und vertraut sind. Diese Gegenstände lösen in ihm Behagen und Stolz aus).
- Versuchen Sie, im Pflegeheim eine Zimmerecke so zu gestalten, wie die Lieblingsecke zu Hause ausgesehen hat.

Entspannungsmaßnahmen

- Bieten Sie Fuß- und Handbäder an.
- Führen Sie eine atemstimulierende Einreibung durch.
- Hören Sie mit dem dementen Menschen bekannte Musik.
- Meiden Sie größere Menschenmengen.

Körperliche Nähe eingehen

- Sollte die Angst nicht abnehmen, bietet es sich an, den Betroffenen ganz fest zu halten.
- Halten Sie die Angehörigen dazu an, sich mit in das Bett des Sterbenden zu legen.
- Sollten keine Angehörigen zugegen sein, können sich auch Mitarbeiter zu dem Sterbenden legen, um ihn ganz fest zu halten.

Grundsätzlich sollte es selbstverständlich sein, dass Sie pflegerische Maßnahmen ausreichend ankündigen. Auch sollte der Kontakt durch Sie eindeutig begonnen und beendet werden.

7.8 So reagieren Sie bei Rasselatmung richtig

Die Rasselatmung (Todesrasseln) kommt dadurch zustande, dass der Betroffene zu schwach ist. So kann entweder Sputum nicht geschluckt oder Lungensekret nicht abgehustet werden. Wichtig ist, dass Sie den Angehörigen vermitteln, dass das **Symptom von** dem **Sterbenden kaum wahrgenommen wird und** ihn **nicht belastet**. Nichtsdestotrotz sollte es behandelt werden, da häufig Angehörige durch das Phänomen abgeschreckt werden und ihre Besuche einstellen bzw. verkürzen.

Wenig hilfreich ist das Hantieren mit einem **Absauggerät**, denn:
- Menschen mit Demenz verstehen nicht, was mit ihnen getan wird; es entstehen Angst und Panik.
- Es löst einen Würgereflex aus.
- Es belastet mehr, als es Entlastung schafft.
- Das Absaugen löst eine vermehrte Sekretproduktion aus, somit ist es kontraproduktiv.

Übersicht: Maßnahmen gegen die Rasselatmung

Pflegerisch
- Legen Sie Ihren Pflegekunden so auf die Seite (30-Grad-Lagerung), dass das Sekret seitlich ablaufen kann.
- Wählen Sie dabei eine leichte Oberkörperhochlagerung.
- Unterlegen Sie den Mund-Nasen-Bereich mit etwas Zellstoff.
- Planen Sie zusammen mit dem Hausarzt eine palliative Dehydratation bei gleichzeitiger ½-stündlicher Mundpflege. Klären Sie dazu die Menge an Flüssigkeit, die noch verabreicht werden soll (z. B. mindestens 500 ml in 24 Stunden über subkutane oder rektale Infusion).
- Klären Sie die Angehörigen über das Symptom auf, und versuchen Sie, sie in die Maßnahmen einzubeziehen.

Medikamentös

Verschiedene Medikamente (Anticholinergika) reduzieren die Sekretproduktion. Wenn möglich, können sie subkutan verabreicht werden, aber auch als Zäpfchen bzw. als Pflastersystem.
- Butylscopolaminiumbromid (subkutan oder als Suppositorium)
- Scopolamin (transdermal)
- Glycopyrronium (subkutan)

So unterstützt Basale Stimulation Ihre Pflegeinterventionen

Häufig können Sie Ihren Pflegekunden mit Demenz nicht verdeutlichen, welche Absicht hinter Ihren Pflegeinterventionen steht. Nutzen Sie die **Vertrauen stiftende Wirkung** der Basalen Stimulation dahingehend, dass Sie Ihre Maßnahmen zu einem **lustvollen Ereignis** gestalten. Nur so wird aus einer Mundpflege eine geschmacklich angenehme Intervention (Mundpflege mit Eierlikör), aus der Ganzkörperwaschung eine beruhigende Pflege (beruhigende Waschung in der Haarwuchsrichtung unter Verwendung ätherischer Öle im Waschwasser) und aus der Einreibung eine Angst minimierende Handlung (über eine atemstimulierende Einreibung mit Hilfe der Lieblingslotion). Verzichten Sie so weit wie möglich auf den **Einsatz von Latexhandschuhen**, da hier der Kontakt zu Ihrem Pflegekunden unterbrochen ist. Unterlegen Sie zusätzlich Ihre Pflegemaßnahmen mit einer **beruhigenden Musik**. Auch sollten Sie alle Maßnahmen ankündigen und erläutern. Sprechen Sie dabei ruhig und langsam – suchen Sie den Blickkontakt.

8. Mit der Methode des Validierens optimieren Sie Ihre Kommunikation

In der Kommunikation mit dementen Menschen hat sich in den letzten Jahren die Validation etabliert. Validation meint, dass Sie das durch den Menschen mit Demenz Geäußerte als **gültig akzeptieren**. Weder seine Handlungen noch seine Äußerungen sollen durch Sie korrigiert oder infrage gestellt werden. Diese Form der Kommunikation richtet sich an Ihre Pflegekunden im **mittleren Stadium** der Demenz. Hier sprechen Betroffene häufig für uns nicht mehr verständliche bzw. „unsinnige" Sätze. Anhand ihrer Mimik und ihres Tonfalls können Sie jedoch gut die dahinter verborgenen Gefühle und Antriebe erkennen. In der Integrativen Validation nach Nicole Richards wird die folgende 3-schrittige Methode empfohlen:

Schritt-für-Schritt-Anleitung: So führen Sie eine Integrative Validation durch
1. Schritt: Erkennen Sie die Motivation bzw. die Gefühle hinter der Handlung oder dem Gesagten (z. B. Ihr Pflegekunde ist in Sorge oder in Angst).
2. Schritt: Bestätigen Sie dieses Gefühl individuell, in dem Sie es aussprechen und mit Mimik und Tonfall unterstreichen (z. B. „Frau Müller, Sie sind voller Sorge um Ihre Kinder") – diese Technik geht auf das Spiegeln von Carl Rogers zurück
3. Schritt: Jetzt bestätigen Sie die Motive bzw. Gefühle des Betroffenen allgemein („Eine gute Mutter muss sich aber auch um ihre Kinder kümmern"). Dieser Schritt gibt dem Betroffenen die Rückmeldung, dass sein Verhalten vollkommen normal ist, denn alle tun dieses.

Für den 3. Schritt empfiehlt Nicole Richards den Einsatz von **Sprichwörtern** und **Lebensweisheiten** („Da sieht man den Wald vor lauter Bäumen nicht mehr"), denn diese sind bei Ihren alten Pflegekunden noch gut etabliert.
Die Validation geht in ihrem theoretischen Anspruch u. a. auf den Gesprächspsychotherapeuten Carl Rogers zurück. Dieser hat für den Umgang mit Klienten folgende „Therapeutenvariablen" empfohlen:

- Akzeptieren Sie Ihren Klienten (und bewerten Sie ihn nicht).
- Seien Sie echt (Ihr inhaltlich Gesagtes soll mit Ihrer Haltung übereinstimmen).
- Bringen Sie Ihrem Klienten emotionale Wärme (Verständnis) entgegen.

Diese 3 Variablen sind **Grundvoraussetzung** für eine validierende Grundhaltung gegenüber Ihrem sterbenden Pflegekunden mit Demenz.

9. So führen Sie eine palliative Fallbesprechung durch

Es gibt verschiedene Methoden, eine palliative Fallbesprechung durchzuführen. Hier möchte ich Ihnen die **Kollegiale Fallberatung** vorstellen. Sie ist eine Form der Intervision, die zu Beginn auch begleitet werden sollte. Insbesondere die **feste Zuteilung der Rollen** (sie regeln die Verantwortlichkeiten), die **klare Ablaufstruktur** (hier ist festgelegt, was in den einzelnen Schritten besprochen wird) und die **feste Zeitschiene** wirken sehr disziplinierend auf den Entscheidungsfindungsprozess.

Folgende Rollen werden verteilt:

1. **Der Fallgeber:** Er schildert das Problem und bringt alle nötigen Informationen zusammen.
2. **Der Moderator:** Er achtet auf die Einhaltung der allgemeinen Diskussionsregeln, hat die Zeitschiene im Blick und beachtet die schrittweise Bearbeitung des Falles.
3. **Der Protokollant:** Er notiert die wesentlichen Diskussionspunkte, hält die Ergebnisse, Maßnahmen und Zuständigkeiten fest, aber auch, wann die Evaluation erfolgen soll.
4. **Die Berater:** Alle anderen Mitarbeiter nehmen die Rolle eines Beraters an. Sie ergänzen den Fall mit zusätzlichen Informationen, helfen bei der Analyse und Interpretation der Problematik und entwerfen mit dem Fallgeber zusammen mögliche Lösungsschritte.

Ergänzend können noch Angehörige, Ärzte oder externe Fachberater in die Fallbesprechung einbezogen werden.

Übersicht: Ablauf einer palliativen Fallbesprechung

1. Schritt: Vorstellen des Falls (5 Minuten)
- Der **Fallgeber** schildert sein Problem.
- Zudem bringt er alle fallrelevanten Informationen mit ein.
- Er wird nicht unterbrochen durch Zurufe oder Nachfragen.

2. Schritt: Ergänzungen zum Fall (3 Minuten)
- **Alle weiteren Mitarbeiter** können nun fallrelevante Informationen mit einbringen.
- Es wird noch nicht analysiert oder interpretiert.
- Auch werden keine vorschnellen Lösungen vorgeschlagen.

3. Schritt: Nachvollziehbarkeit (2 Minuten)
- **Alle Mitarbeiter** geben zu erkennen, dass sie das Problem des Fallgebers verstehen.
- Es können auch noch Verständnisfragen an den Fallgeber gerichtet werden.

4. Schritt: Interpretation des Problems (5 Minuten)
- **Alle Mitarbeiter** sind eingeladen, das Problem zu interpretieren.
- Auch kann die Entstehungsgeschichte des Problems aufgezeichnet werden.
- Es werden auch hier noch keine Lösungen vorgeschlagen.

5. Schritt: Mögliche Lösungen (5 Minuten)
- In diesem Schritt werden alle Lösungsmöglichkeiten aufgelistet (Flipchart).
- Diese werden noch nicht gewertet.

6. Schritt: Konkrete Handlungsschritte (3 Minuten)
- Hier werden konkrete Handlungsschritte besprochen.
- Es wird geklärt, **wer was bis wann tut.**
- Es werden klare Zuständigkeiten und Verantwortlichkeiten besprochen.
- Es wird abgesprochen, wann die Evaluation der Maßnahmen erfolgen soll.

7. Schritt: Rückfragen an den Fallgeber (2 Minuten)
- Hier wird der **Fallgeber** gefragt, ob sein Problem angemessen behandelt worden ist.

8. Schritt: Nächstes Treffen festlegen (1 Minute)

Selbstverständlich sind bei umfangreichen Problemlagen die Zeiten ausdehnbar. **Lösungsmöglichkeiten** können auch dahingehend formuliert werden, dass erst noch zusätzliche Informationen (externer Fachberater) eingeholt werden müssen. In diesem Fall ist die Kollegiale Fallberatung ein zirkulärer Prozess, mit immer wieder neu entstandenen Problemlagen zeitnah umzugehen.

Buchtipp: Kostrzewa, Stephan / Gerhard, Christoph: Hospizliche Altenpflege, Bern 2010.

10. Das richtige Nahtstellenmanagement hilft Ihnen bei der kontinuierlichen Palliativversorgung

Der Schweregrad des Pflege- und Versorgungsbedarfs Ihres Pflegekunden kann einen Wechsel in ein anderes Versorgungsangebot notwendig machen. Nicht immer können Angehörige im häuslichen Bereich das Sterben so nah ertragen. Dabei muss immer mit betrachtet werden, dass **viele Angehörige** völlig **unvorbereitet** in die Pflegerolle geraten: Sie wissen weder, wie man einen Menschen rundum versorgt, noch sind sie ausreichend über die Krankheitsbilder des zu Pflegenden informiert. Gerade in **Bezug auf** das **Krankheitsbild** der Demenz herrscht **große Unkenntnis**. Leider beschränkt sich in vielen Fällen die hausärztliche Kunst auf der Mitteilung der Diagnose. Was das allerdings für den Angehörigen bedeutet, welche Hilfsangebote es gibt und ob diese dem zu Pflegenden auch zustehen, wird oftmals nicht vermittelt.

Übersicht: So können Sie pflegende Angehörige unterstützen

- Überbringen Sie allgemeinverständliches Informationsmaterial über entsprechende Krankheitsbilder (z. B. Demenz).
- Erläutern Sie den Angehörigen auffällige Verhaltensweisen des Menschen mit Demenz.
- Geben Sie einfache Verhaltenstipps (z. B. nicht diskutieren, nicht kritisieren, nicht korrigieren und nicht auf Defizite aufmerksam machen).
- Vermitteln Sie Adressen von Gruppen von pflegenden Angehörigen vor Ort (Info bekommen Sie von der Pflegekasse).
- Beraten Sie die Angehörigen im Umgang mit Pflegehilfsmitteln.
- Zeigen Sie den Angehörigen kleine, aber effektive Pflegekniffe.
- Beziehen Sie die Angehörigen mit ein in pflegerische Maßnahmen (z. B. ASE, spezielle Mundpflege).
- Beraten Sie ebenfalls über weitere Angebote zur Entlastung (im ambulanten Bereich: Kurzzeitpflege, Tages- und Nachtpflege, Verhinderungspflege, niederschwellige Angebote vor Ort etc.; im stationären Bereich: Gruppen pflegender Angehöriger von Menschen mit Demenz; Trauergruppen; Informationsveranstaltungen der Alzheimer Gesellschaft etc.).
- Planen Sie zusammen mit den Angehörigen perspektivisch eine Kontaktaufnahme zur Hospizbewegung.

Übersicht: Das sollten Sie für Ihr Palliativkonzept zusätzlich beachten

- Erfragen Sie beim Anlegen eines Biografiebogens die Dinge, die für eine palliative Versorgung wichtig sein könnten (z. B. Getränke- und Speisevorlieben).
- Nehmen Sie frühzeitig den Kontakt zur Hospizbewegung auf, damit der zu Pflegende noch mit dem Ehrenamtlichen in Beziehung treten kann und später nicht ein für ihn Fremder am Bett sitzt.
- Sollte Ihr Pflegekunde mit Demenz in ein Pflegeheim oder Hospiz ziehen, sollten Sie das Schmerzbeobachtungsinstrument benennen, das Sie eingesetzt haben.
- Nennen Sie auch weitere Interventionen, die Sie bei auftretenden belastenden Symptomen erfolgreich angewendet haben (z. B. ASE bei Luftnot, Kolonmassagen bei Verstopfung, Mettwurst zur speziellen Mundpflege).
- Geben Sie Ihre biografischen Informationen mit in die nächste Einrichtung.
- Legen Sie zusammen mit den Angehörigen ein Externes Gedächtnis (SET) an, das den zu Pflegenden in die nächste Einrichtung begleiten kann.
- Erfragen Sie frühzeitig die Wünsche und Bedürfnisse Ihres Pflegekunden und seiner Angehörigen zur Sterbebegleitung (siehe oben: **Gesprächsleitfaden zum Lebensende**).
- Einbindung eines Palliative-Care-Teams bei komplexer Symptomlast (SAPV).

11. Nutzen Sie den Palliativen Überleitungsbogen für Ihr Nahtstellenmanagement

Obwohl Ihr Pflegekunde schon palliativ versorgt wird, können akute Situationen auftreten, die im Krankenhaus behandelt werden müssen (z. B. akute Luftnot, Frakturen durch Stürze etc.). Damit nun der Palliative Status gewahrt bleibt, bietet es sich an, Ihrem Pflegekunden einen palliativen **Überleitungsbogen** ins Krankenhaus **mitzugeben**. Legen Sie diesen Bogen vorsorglich an, wenn Ihr Pflegekunde durch Ihr Team schon eine Palliativversorgung erhält.

Muster: Palliativer Überleitungsbogen

Name des Bewohners: ______________________________

Pflegeeinrichtung: ______________ Tel.: ______________
Wohnbereich: ______________ Bezugspflegekraft: ______________
Hausarzt: ______________ Tel.: ______________
Palliativarzt: ______________ Tel.: ______________

Liegt eine Patientenverfügung O Vorsorgevollmacht O Betreuung O vor?
Wer ist die Vertrauensperson? ______________ Tel.: ______________

Patient und Angehörige sind über die palliative Versorgung aufgeklärt: Ja O Nein O
Diagnosen: ______________________________
Medikamente: ______________________________
Schmerzerfassungsinstrument: ______________________________
Einweisungsgrund (nur zu behandelndes Symptom): ______________
Folgende Symptome sind bekannt (kein Einweisungsgrund): ______________

Folgende Maßnahmen kennt der Patient bei
Luftnot: ______________________________
Verstopfung: ______________________________
Schmerzen: ______________________________
Angst und Unruhe: ______________________________
Spezieller Mundpflege: ______________________________
Sonstiges: ______________________________

Biografische Angaben: ______________________________

Ort, Datum ______________________________

Sollten Sie eng mit einem Krankenhaus zusammenarbeiten, macht es Sinn, in einer gemeinsamen **Arbeitsgruppe** den Palliativen Überleitungsbogen zu erarbeiten. Auch ist es hilfreich, wenn es im Krankenhaus für die palliative Versorgung eine **feste Ansprechperson** gibt (z. B. eine Palliativstation). Klären Sie auch, dass es Ihnen wichtig ist, dass der zu Pflegende so schnell wie möglich wieder in seine vertraute Umgebung (z. B. zu Hause, Pflegeheim) kommt.

12. Fazit

Sterbebegleitung und palliative Versorgung von Menschen mit Demenz werden in Zukunft auch weiterhin eine **große Herausforderung** bleiben. Die Zahl Ihrer Pflegekunden mit Demenz wird kontinuierlich ansteigen. Mit den Anleitungen in dieser Broschüre werden Sie diesen Ansprüchen gerecht werden können. Das **Kernstück** einer guten Palliativversorgung bleibt aber die **gute Kommunikation** im Team. Nur das abgestimmte Zusammenspiel aller Professionen ergibt für den sterbenden Menschen mit Demenz die bestmögliche Versorgung – aber auch das gelingt nur, wenn die Pflegenden selber pfleglich mit sich umgehen.

13. Literatur zur Vertiefung

DER SPIEGEL (HRSG.): Die Reise ins Vergessen, Spiegel Wissen, Nr. 1/ 2010.

KOJER; MARINA: Alt, krank und verwirrt, Freiburg im Breisgau 2003.

KOSTRZEWA, STEPHAN / KUTZNER, MARION: Was wir noch tun können! Basale Stimulation in der Sterbebegleitung, Bern 2009.

KOSTRZEWA, STEPHAN: Palliative Pflege von Menschen mit Demenz, Bern 2008.

KOSTRZEWA, STEPHAN / GERHARD, CHRISTOPH: Hospizliche Altenpflege. Palliative Versorgungskonzepte in Altenpflegeheimen entwickeln, etablieren und evaluieren, Bern 2010.

KÜPPER, HORST / TROTTENBERG, PETER: So lindern Sie die 10 häufigsten Symptome in der Palliativpflege; Bonn 2009.

LAMP, IDA (HRSG.): Umsorgt sterben. Menschen mit Demenz in ihrer letzten Lebensphase begleiten, Stuttgart 2010.

PLESCHBERGER, SABINE: Nur nicht zur Last fallen. Sterben in Würde aus Sicht alter Menschen in Pflegeheimen, Freiburg im Breisgau 2005.

SACHWEH, SVENJA: Spurenlese im Sprachdschungel. Kommunikation und Verständigung mit demenzkranken Menschen, Bern 2008.

SYNOFZIK, MATTHIAS / MARCKMANN, GEORG: Perkutane endoskopische Gastrostomie. Ernährung bis zuletzt? In: Deutsches Ärzteblatt, Jg. 104, 2007, Nr. 49, S. A 3390-3393.

TAYLOR, RICHARD: Alzheimer und Ich. Leben mit Dr. Alzheimer im Kopf, Bern 2008.